AF405006

CONTRIBUTION A L'ÉTUDE

DES

EAUX MINÉRALES

DE

POUGUES-LES-EAUX

(SOURCE SAINT-LÉGER)

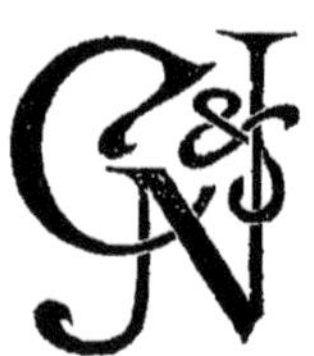

Par le Dr HÉRARD DE BESSÉ

ANCIEN INTERNE PR. DES HOPITAUX DE PARIS
MEMBRE DE LA SOCIÉTÉ D'HYDROLOGIE DE PARIS
MÉDECIN CONSULTANT A POUGUES

PARIS

GEORGES CARRÉ ET C. NAUD, ÉDITEURS
3, RUE RACINE, 3

1898

CONTRIBUTION A L'ÉTUDE

DES

EAUX MINÉRALES

DE

POUGUES-LES-EAUX

(SOURCE SAINT-LÉGER)

Par le Dr HÉRARD DE BESSÉ

ANCIEN INTERNE PR. DES HÔPITAUX DE PARIS
MEMBRE DE LA SOCIÉTÉ D'HYDROLOGIE DE PARIS
MÉDECIN CONSULTANT A POUGUES

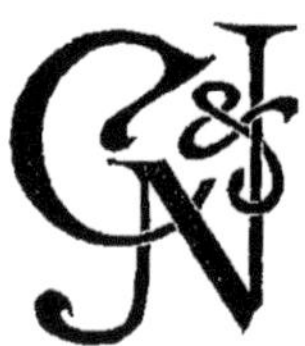

PARIS

GEORGES CARRÉ ET C. NAUD, ÉDITEURS

3, RUE RACINE, 3

1898

CONTRIBUTION A L'ÉTUDE

DES

EAUX MINÉRALES

DE

POUGUES-LES-EAUX

(SOURCE SAINT-LÉGER)

Les travaux publiés sur les Eaux de Pougues sont nombreux, mais la plupart d'entre eux sont restés dans le domaine de la clinique ou de la chimie pure et les effets de la cure sur la nutrition, sur la sécrétion du suc gastrique, sur l'excrétion urinaire, etc., sont un peu restés dans l'ombre. Ces recherches physiologiques nous ont paru nécessaires et nous avons voulu contribuer à combler cette lacune.

Nous avons cru devoir ajouter quelques documents cliniques à la suite de l'exposé théorique de nos expériences et des données de l'analyse ; de l'ensemble se sont dégagés quelques faits précis, permettant de poser certaines indications.

Notre travail comprendra donc plusieurs chapitres distincts :

1º Action de l'Eau de Saint-Léger sur le chimisme gastrique : A. *In vitro* ; B. *In vivo* ;

2º Action de la cure de Saint-Léger sur l'excrétion urinaire ;

3º Documents cliniques.

Conclusions.

PREMIÈRE PARTIE

Action de l'eau de Saint-Léger sur le chimisme gastrique.

A. *IN VITRO.* — Les propriétés physiques de l'Eau de Saint-Léger sont trop connues pour nous arrêter : c'est une eau froide (12° centigrades) à température constante, très limpide, remarquablement riche en acide carbonique, ce qui la rend pétillante et légèrement acide. Mais cette acidité est relative, si on peut s'exprimer ainsi, par suite de la fugacité de l'acide carbonique, et, exposée à l'air libre, l'eau ne tarde pas à présenter une réaction alcaline. Quel est son pouvoir alcalinisant? combien peut-elle neutraliser d'acide chlorhydrique ? Pour le savoir nous nous sommes livrés à trois sortes d'expériences qui arrivent à un chiffre voisin.

1° *Expérience.* — Dans un ballon, on verse 200 centimètres cubes d'eau de Saint-Léger ; on y ajoute de l'H Cl en solution titrée, suffisamment pour décomposer et transformer en chlorures tous les carbonates de l'eau. Par tâtonnements, on est arrivé à trouver cette quantité assez exactement pour rendre négligeable l'excès d'acide. Par l'ébullition, on chasse l'acide carbonique ; — l'excès d'H Cl, resté libre, est chassé aussi, mais, nous le répétons, sa quantité est négligeable ; — après refroidissement, on constate que le liquide est neutre. Donc, 200 centimètres cubes d'eau de Saint-Léger ont neutralisé la quantité d'H Cl ajoutée ; qui est $0^{gr},23$. Donc 1 litre d'eau de Saint-Léger neutralise $1^{gr},15$ d'H Cl.

2° *Expérience.* — On chauffe 20 centimètres cubes d'eau minérale dans une capsule, de façon à chasser l'acide carbonique et on y ajoute quelques gouttes de phénol-phtaléine ; la solution se colore en rose. On verse goutte par goutte, en chauffant toujours, une certaine quantité d'H Cl titré, qu'on arrive à connaître à une goutte près, jusqu'à ce que même après une ébullition prolongée, le liquide reste incolore, c'est-à-dire non alcalin. La moyenne de plusieurs essais indique que 1,17 d'H Cl sont saturés par 1 litre d'eau de Saint-Léger.

3° *Expérience*. — Après avoir déterminé très exactement, par la méthode Hayem-Winter, la richesse d'un suc gastrique en H Cl libre, on recommence les mêmes manipulations après avoir mélangé ce suc gastrique d'une même quantité d'eau minérale. Les chiffres montrent une diminution plus ou moins grande de cet acide : en faisant la différence, on constate que 1 litre d'Eau de Saint-Léger neutralise 1,20 d'H Cl.

Les chiffres obtenus par ces différentes méthodes sont très voisins : $1^{gr},15$, $1^{gr},17$, $1^{gr},20$. Écarts dus assurément à une disparition plus ou moins complète de l'acide carbonique. En faisant la moyenne, on peut conclure que 1 *litre d'eau de Saint-Léger neutralise* $1^{gr},18$ d'H Cl.

B. *IN VIVO*. — Nos expériences ont porté 1° sur des hyper et 2° sur des hypochlorhydriques. Dans tous les cas, afin de pouvoir comparer les résultats, nous avons procédé de la façon suivante :

> Repas avec 60 grammes de pain blanc rassis et 250 centigrammes de liquide qui, selon les cas, était de l'eau distillée ou de l'eau de Saint-Léger.
> Extraction par expression au bout de 60 minutes.
> Analyse par la méthode d'Hayem-Winter.

A tous les malades qui ont servi à nos recherches, nous avons donné un repas d'épreuve au commencement et à la fin des expériences, de façon à faire la part de l'excitation produite par la sonde (1). Chez tous également nous avons

____

(1) Nous nous sommes toujours assuré que l'estomac ne conte-

cherché les modifications du chimisme gastrique à la suite de l'ingestion de l'eau comme on la prend en général à Pougues : 1° à jeun ; 2° pendant le repas.

Enfin, nous avons voulu juger des effets de l'Eau de Saint-Léger privée de son acide carbonique : pour cela nous l'avons donnée pendant le repas après l'avoir maintenue pendant quelques instants à une température voisine mais inférieure à 70° centigrades pour ne pas décomposer ses bicarbonates.

Nous allons énumérer ces diverses analyses, puis nous grouperons dans un tableau synoptique celles qui ont été faites dans des conditions identiques pour essayer d'en déduire quelques faits.

Nous avons adopté l'annotation suivante :

A	pour désigner	l'acidité totale.	
T	—	le chlore total.	
F	—	—	fixe.
C	—	—	combiné.
H	—	l'acide chlorhydrique libre.	

D'après M. le Pr Hayem, dont nous avons employé la méthode d'analyse, les variations normales des différents éléments du suc gastrique sont les suivantes :

A	1 80	à	2
T	3	»	3 40
F	»	1 09	»
H	0 25	»	0 50
C	1 55	»	1 80
H + C	»	2 12	»
$\alpha \left(\dfrac{A - H}{C} \right)$	»	0 89	»
$\dfrac{T}{F}$	»	3	»

---

nait pas de liquide de stase avant de donner le repas. Quand il y en avait nous l'évacuions par simple expression.

1º Expériences sur des Hyperchlorhydriques.

SÉRIE **A**

Le malade qui a servi à ces expériences était atteint de maladie de Reichmann.

	25 mai Repas d'épreuve ordinaire avec 250cc eau distillée	1er juin Rep. d'épr. ord. précédé de la prise de St-Léger à jeun pendant 3 h. (1 lᵗ).	2 juin Repas d'épreuve avec 250cc Saint-Léger au lieu d'eau distillée.	15 juin Repas d'épreuve avec 250cc Sᵗ-Léger chauffée au bain-marie à 70º	18 juin Repas d'épreuve ordinaire avec 250cc eau distillée.
A	3 02	3 49	2 93	2 44	4 10
T	4 16	4 52	4 38	4 05	4 19
F	1 38	1 20	1 20	1 64	1 13
H	1 30⎱ 2 78	1 71⎱ 3 32	1 65⎱ 3 18	1 13⎱ 2 41	2 33⎱ 3 06
C	1 48⎰	1 61⎰	1 53⎰	1 28⎰	0 73⎰
α	1 16	1 11	0 83	1 02	2 42
$\frac{T}{F}$	2 18	2 90	2 44	1 48	3 62

SÉRIE **B**

Il s'agit ici d'un hyperchlorhydrique avec stase.

	26 août Epreuve ordin. avec 250cc eau distillée.	2 septembre Repas précédé de la prise de Saint-Léger à jeun, pendant 3 h. (1 litre).	7 septembre Repas avec 250cc de Saint-Léger froide.	5 septembre Repas avec 250cc de Saint-Léger chauffée à 70º.	10 septemb. Epreuve ordin. avec 250cc eau distillée.
A	2 03	2 51	2 81	1 49	2 10
T	3 35	3 90	4 45	3 50	3 54
F	1 38	1 05	1 49	1 53	1 35
H	0 73⎱ 1 97	1 75⎱ 2 65	0 84⎱ 2 96	0 11⎱ 1 97	0 77⎱ 2 19
C	1 24⎰	0 90⎰	2 12⎰	1 86⎰	1 42⎰
α	1 04	0 84	0 92	0 74	0 95
$\frac{T}{F}$	2 42	3 68	2 93	2 28	2 62

SÉRIE C

Le malade qui s'est prêté à cette série d'expériences est également un gastro-succhoréique mais non hyperchlorhydrique à proprement parler. C'est un hypersécréteur chez qui l'élément H n'est pas prépondérant.

	20 octobre — Epreuve ordin. avec 250cc eau distillée.	22 octobre — Repas précédé de la prise de Saint-Léger à jeun pendant 3 h. (1 litre).	21 octobre — Repas avec 250cc d'eau de Saint-Léger froide.	23 octobre — Repas avec 250cc de Saint-Léger chauffée à 70°.	25 octobre — Epreuve ordin. avec 250cc eau distillée.
A	1 90	1 99	1 91	1 64	2 25
T	3 67	4 20	4 20	3 84	3 81
F	1 65	2 31	2 07	1 98	1 59
H	0 46 } 2 02	0 42 } 1 89	0 12 } 2 13	0 12 } 1 86	0 18 } 2 22
C	1 56	1 47	2 01	1 74	2 04
α	0 92	1 06	0 89	0 87	1 01
$\dfrac{T}{F}$	2 22	1 81	2 02	1 93	2 39

2° Expériences sur des Hypochlorhydriques.

SÉRIE D

Il s'agit dans cette série d'expériences d'une hyposthénique.

	5 novembre — Épreuve ordin. avec 250cc eau distillée.	6 novembre — Repas avec 250cc de Saint-Léger froide.	7 novembre — Repas précédé de la prise de St-Léger à jeun pendant 3 h. (1 litre).	9 novembre — Repas avec 250cc de Saint-Léger chauffée à 70°.	10 novembre — Épreuve ordin. avec 250cc d'eau distillée.
A	1 27	1 35	1 78	1 22	1 70
T	2 83	2 97	3 12	2 69	2 97
F	1 24	1 37	1 01	1 17	1 09
H	0 10 } 1 59	0 09 } 1 60	0 13 } 2 11	0 03 } 1 52	0 12 } 1 88
C	1 49	1 51	1 98	1 49	1 76
α	0 78	0 83	0 83	0 79	0 89
$\dfrac{T}{F}$	2 28	2 16	3 08	2 90	2 72

SÉRIE E

Les analyses suivantes ont été faites également chez une hyposthénique :

	10 novemb. Epreuve ordin. avec 250cc d'eau distillée.	11 novemb. Repas avec 250cc de Saint-Léger froide.	12 novemb. Repas précédé de la prise de St-Léger à jeun pendant 3 h. (1 litre).	13 novemb. Repas avec 250cc de Saint-Léger chauffée à 70°	14 novemb. Epreuve ordin. avec 250cc d'eau distillée.
A	1 70	1 87	2 22	2 01	2 09
T	2 97	2 66	2 99	3 02	3 07
F	1 09	1 06	1 24	1 01	1 23
H	0 12 ⎫	0 03 ⎫	0 09 ⎫	0 75 ⎫	0 17 ⎫
C	1 76 ⎬ 1 88	1 57 ⎬ 1 60	1 66 ⎬ 1 75	1 26 ⎬ 2 01	1 64 ⎬ 1 84
α	0 89	1 06	1 28	1	1 14
$\frac{T}{F}$	2 72	3 40	1 80	3	1 83

SÉRIE F

C'est encore une hyposthénique qui a servi de sujet aux expériences suivantes :

	14 novemb. Epreuve ordin. avec 250cc d'eau distillée.	16 novemb. Repas avec 250cc de Saint-Léger froide.	15 novemb. Repas précédé de la prise de St-Léger à jeun pendant 3 h. (1 litre).	17 novemb. Repas avec 250cc de Saint-Léger chauffée à 70°	18 novemb. Epreuve ordin. avec 250cc d'eau distillée.
A	2 09	2 18	2 71	2 62	2 53
T	3 07	3 02	3 42	3 11	2 90
F	1 23	1 09	1 00	1 19	1 04
H	0 17 ⎫	0 15 ⎫	0 28 ⎫	0 14 ⎫	0 24 ⎫
C	1 64 ⎬ 1 84	1 78 ⎬ 1 93	2 14 ⎬ 2 42	1 78 ⎬ 1 92	1 62 ⎬ 1 86
α	1 14	1 14	1 25	1 38	1 41
$\frac{T}{F}$	1 83	2 77	3 42	1 74	2 78

On a pu voir que nos expériences sont au nombre de 6 séries : 3 chez des hyperchlorhydriques, 3 chez des hypochlorhydriques. Si nous les représentons sur 2 tableaux synoptiques, un pour les hyper et un pour les hypochlorhydriques, nous pourrons en tirer quelques déductions

TABLEAU SYNOPTIQUE

des analyses A, B, C

CHEZ DES HYPERCHLORHYDRIQUES

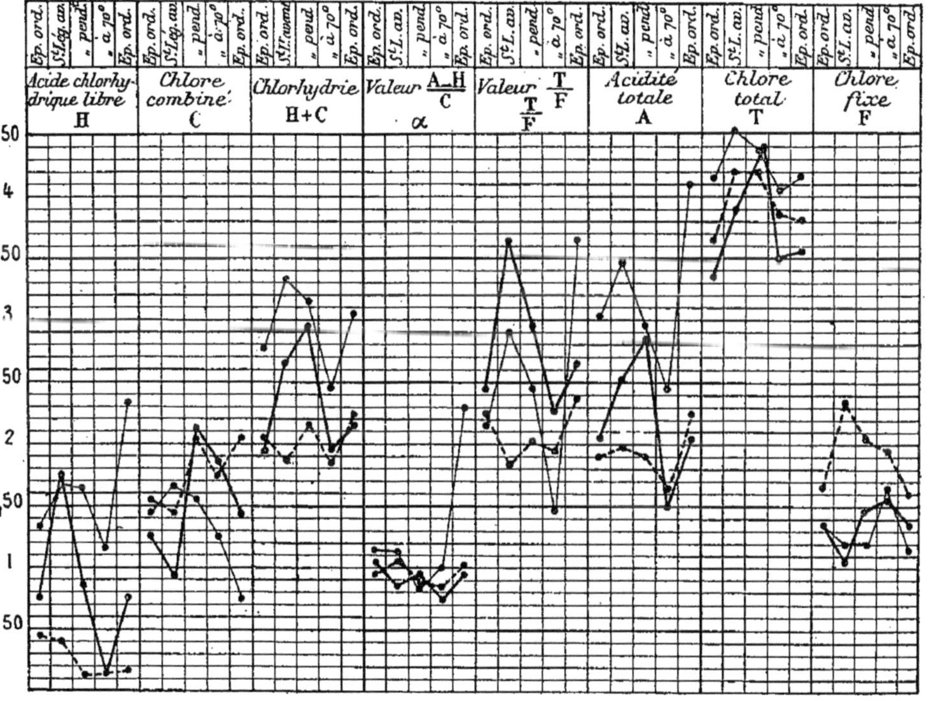

Série A ___________

Série B ___________

Série C -----------

TABLEAU SYNOPTIQUE

des analyses D, E, F

CHEZ DES HYPOCHLORHYDRIQUES

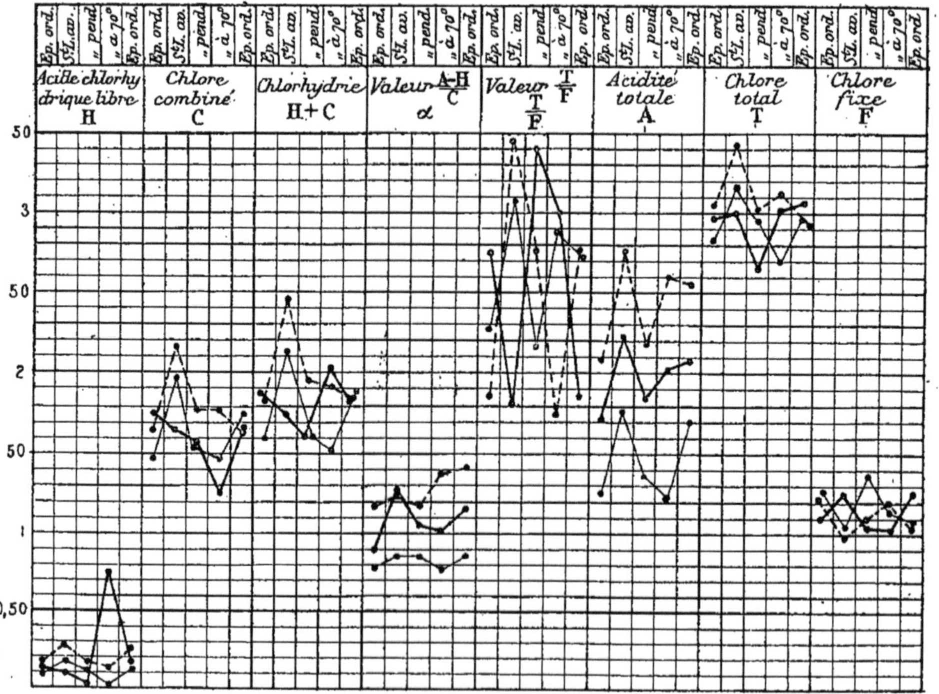

Série D __________

Série E __________

Série F _ _ _ _ _ _ _

nous permettant d'apprécier dans une certaine mesure l'action de l'eau de Saint-Léger chez ces 2 sortes de dyspeptiques.

Si nous essayons d'interpréter ce tableau synoptique, nous voyons :

1er Cas. — Eau de Saint-Léger prise à jeun par demi-verres toutes les vingt minutes jusqu'à concurrence de 1 litre environ.

AUGMENTE	DIMINUE
A	
T	F
H	C (chez les hyperchlorhydriques)
C (chez les hypochlorhydriques).	α (légèrement chez les hyperchlorhydriques).

$$\frac{H + C}{T}{F}$$

α (légèrement chez les hypochlorhydriques).

2e Cas. — Eau de Saint-Léger prise froide pendant le repas.

AUGMENTE	DIMINUE
T (chez les hyperchlorhydriques)	
F (légèrement).	α (légèrement).
C (chez les hyperchlorhydriques)	
H + C (chez les hyperchlorhydriques).	

3e Cas. — Eau de Saint-Léger privée de son acide carbonique par la chaleur (au bain-marie au-dessous de 70°) prise en mangeant.

AUGMENTE	DIMINUE
	A
F	T
C (chez les hyperchlorhydriques)	H
	C (chez les hypochlorhydriques)
	H + C (surtout chez les hyperchlorhydriques).
	α
	$\frac{T}{F}$ (chez les hyperchlorhydriques)

D'après ce qui précède, nous voyons que l'eau de Saint-Léger prise à jeun constitue un moyen efficace de stimuler l'estomac. Presque tous les éléments sont augmentés sauf F. Le rapport $\dfrac{T}{F}$ s'élevant indique un travail digestif plus rapide.

L'indication est donc très nette chez les *hyposthéniques* et la contre-indication formelle chez les *hypersthéniques*.

Les *hypersthéniques* cependant peuvent tirer certains avantages de l'usage de l'Eau de Pougues, à condition de la priver de son acide carbonique par la chaleur, en quel cas nous voyons diminuer tous les éléments que la prise de l'eau froide à jeun avait augmenté, A, T, H, etc. On peut donc dire que la prise de l'eau minérale froide et à jeun a un effet *diamétralement opposé* à celui de l'eau prise, privée de son acide carbonique, et en mangeant. La première façon augmente l'intensité et la rapidité de l'acte digestif, la seconde les diminue.

Pour nous résumer, nous avons du côté de l'estomac une grande indication pour les Eaux de Pougues Saint-Léger, c'est la dyspepsie hyposthénique (hypochlorhydrique ou nervo-notrice); une indication secondaire, c'est la dyspepsie hypersthénique (hyperchlorhydrie).

Les premiers doivent prendre l'eau à jeun froide, les seconds doivent l'absorber pendant le repas après avoir chassé l'acide carbonique.

DEUXIÈME PARTIE

Action de la cure de Saint-Léger sur l'excrétion urinaire.

Après avoir essayé de connaître les effets de l'eau de Saint-Léger sur la fonction stomacale, nous avons considéré comme un complément nécessaire d'étudier les modifications de la nutrition générale sous l'influence de la cure de Pougues. Dans ce but nous avons examiné les urines à l'arrivée et au départ, chez 41 de nos malades et avons constaté chez tous des différences importantes entre ces deux analyses. Bien entendu toutes celles que nous possédons faites dans ces conditions, bonnes ou mauvaises, figurent dans ce tableau. Ne pouvant rapporter ici en détail 41 analyses d'urine, nous nous sommes contentés de réunir dans un tableau synoptique les variations observées en envisageant quatre cas :

1° L'élément augmente.
2°   —   diminue.
3°   —   se rapproche de la normale.
4°   —   s'éloigne   —

Pour pouvoir comparer les chiffres entre eux nous les avons tous calculés par rapport à 100.

TABLEAU SYNOPTIQUE
Chiffres rapportés à 100.

ÉLÉMENTS DE L'URINE	Aug-mente	Diminue ou disparaît
Examen microscopiq.		
Cristaux d'acide urique. . .	0	100
— d'oxalate de chaux. .	0	100
Leucocytes.	0	100
Éléments anormaux		
Mucine.	12 5	87 5
Albumine.	0	88 8
Glycose.	10 6	89 4
Urobiline.	0	100
Acide oxalique.	0	100

Éléments normaux	Aug-mente	Diminue	Se rapproche de la normale	S'éloigne de la normale
Volume Densité				
Chez les Glycosuriques.	33 3	66 7	60	40
— non —	15 .	85	75	25
Chez les Glycosuriques.	38	62	62	38
— non —	80	20	80 5	19 5
Résidu sec à 100°.	63 7	36 3	18 1	81 9
— minéral.	71 5	28 5	14 2	85 8
— organique.	57 2	42 8	28 5	71 5
Acidité Par litre.	50	50	50	50
En 24 heures.	70	30	40	60
Azote total.	50	50	83 4	16 6
— de l'urée.	50	50	83 4	16 6
Urée..	55	45	85	15
Acide urique.	40	60	60	40
Chlorure de Sodium. . . .	53 4	46 6	66 7	33 3
Acide phosphorique. . . .	66. 7	33 3	83 4	16 6
— sulfurique..	42 8	57 2	42 8	57 2

COEFFICIENTS	Aug-mente	Diminue	Se rapproche de la normale	S'éloigne de la normale
Déminéralisation.	71 5	28 5	100	0
Urée à résidu sec..	54 6	45 4	45 4	54 6
Acide urique à urée.	35 7	64 3	57 2	42 8
Chlorures à urée.	66 7	33 3	80	20
PhO⁵ à Az total.	100	0	100	0
— à urée..	66	34	65	35
Acide sulfurique à Az total. . .	66 7	33 3	66 7	33 3
— à urée.. . . .	57 2	42 8	42 8	57 2
Azoturique..	83 4	16 6	83 4	16 6

Étudions de plus près quelques-uns de ces éléments :

A. ÉLÉMENTS ANORMAUX

Albumine. — La présence d'albumine chez nos malades est une chose fréquente et nous en avons rencontré 18 fois sur 41 analyses. La quantité, généralement peu considérable, oscille autour de 0,20 ou de 0,30 centigrammes et atteint rarement 1 gramme. Nos albuminuriques sont presque toujours en même temps des diabétiques, des goutteux, des urinaires, etc. Sous l'influence de la cure elle diminue toujours ; une fois seulement sur 18, sa quantité est restée la même.

Sucre. — Les diabétiques constituent une partie importante de la clientèle de nos sources. Nous y voyons toutes les formes du diabète et, bien entendu, la cure est inefficace dans les cas de diabète maigre ou pancréatique et de diabète nerveux : de là, les quelques cas (2 sur 20) où nous avons vu le sucre continuer à augmenter malgré la prise de l'eau ; *au contraire, dans le diabète gras, constitutionnel, arthritique, le résultat est constant et le taux du sucre diminue toujours ou disparaît.*

Acide oxalique. — L'examen révèle souvent dans les urines de nos malades la présence d'oxalate de chaux, dont les cristaux sont presque toujours mêlés à ceux de l'acide urique. *Sur les deux, la cure agit très favorablement et à la fin du traitement, les uns comme les autres sont plus ou moins complètement disparus.*

Urobiline. — La simple constatation de ce pigment dans l'urine a une importance considérable et pour certains auteurs est pathognomonique d'une altération de la cellule hépatique. *D'une façon constante, on observe sa diminution après la cure de Pougues.*

B. ÉLÉMENTS NORMAUX

Volume. Densité. — Il y a lieu d'envisager deux catégories de malades suivant qu'ils sont ou ne sont pas diabétiques. Chez les premiers, le sucre diminuant, il en est de même de la densité et du volume. Chez les seconds, au contraire, volume et densité sont en raison inverse et l'un augmentant, l'autre diminue. Chez les glycosuriques la cause de la polyurie est diminuée ou supprimée, ce qui contrebalance l'action diurétique de l'eau de Pougues, action diurétique qui subsiste dans les autres cas.

Résidus. — D'une façon générale les résidus urinaires sont sensiblement augmentés, souvent même au point de dépasser la normale.

Acidité. — L'acidité nous paraît ne pas devoir être envisagée seulement dans les 24 heures mais aussi par rapport au volume. L'acidité des 24 heures augmente plutôt, tandis que reportée au litre nous la voyons tantôt diminuer, tantôt augmenter. Il est impossible de tirer des conclusions générales de ces faits, car comment faire la part du régime du chimisme gastrique, etc.

Azote total. Azote de l'urée. Urée. — L'azote total, l'azote de l'urée augmentent ou diminuent mais tendent toujours à se rapprocher de la normale de même que l'urée qui augmente le plus souvent. Il ne faut pas voir là un simple effet de lavage des tissus *mais une propriété spéciale de l'eau de Saint-Léger que nous devons considérer comme activant puissamment les combustions.*

Acide urique. — Le plus souvent, l'analyse faite à l'arrivée des malades révèle une excrétion urique anormale. Les uns en éliminent trop et dans leur urine on rencontre des cristaux d'acide urique généralement accompagnés de cristaux d'oxalate de chaux. Chez les autres, au contraire, l'acide urique est retenu dans l'économie, prêt à occasionner

3

des accidents. *Au bout de quelques jours, le traitement de Pougues détermine une débâcle urique plus ou moins importante,* se traduisant même parfois par des coliques néphrétiques frustes. *A la fin de la saison l'élimination est presque toujours redevenue normale.*

Chlorure de sodium. — L'augmentation du chlorure de sodium est plus fréquente que sa diminution à la suite de la cure. Presque toujours son élimination tend à se rapprocher de la normale, semblant indiquer une régularisation des fonctions digestives et de l'assimilation.

Acide phosphorique. — Le traitement semble agir avec une grande constance sur l'excrétion de l'acide phosphorique ; le plus souvent augmentée, elle se rapproche presque toujours de la normale, indiquant aussi une amélioration dans l'assimilation.

C. COEFFICIENTS URINAIRES

Les coefficients urinaires sont bien évidemment le moyen le plus exact et le plus scientifique d'apprécier une analyse d'urine et de juger de l'état de la nutrition. L'étude de leurs variations sous l'influence de la cure, constitue le complément nécessaire des données fournies par chacun des éléments de l'urine pris individuellement.

Coefficient de déminéralisation : $\dfrac{\text{Résidu minéral}}{\text{Résidu fixe à } 100°}$. — Presque toujours augmenté, il est constamment amélioré. A leur arrivée, nos malades éliminent trop peu d'éléments minéraux par rapport aux éléments organiques ; sous l'influence de la cure, les premiers augmentent plus que les seconds et toujours *l'équilibre tend à se rétablir.*

Rapport de l'urée au résidu fixe. — L'urée constitue la plus grande partie du résidu organique qui, joint au résidu minéral, forme le résidu fixe. Ce rapport peut donc être considéré presque comme la contre-partie du précédent.

Rapport de l'acide urique à l'urée. — Ce coefficient diminue, se rapproche de la normale et indique que l'acide urique diminue par rapport à l'urée tandis qu'avant la cure il était plutôt en excès.

Rapport des chlorures à l'urée. — Les chlorures augmentent par rapport à l'urée et le coefficient généralement trop faible au début se rapproche toujours de la normale à la fin de la saison.

Rapport de PhO^5 *à l'urée.* — La valeur de ce rapport augmente presque toujours et se rapproche de la normale, indiquant que l'acide phosphorique, en général insuffisant au début, augmente sous l'influence du traitement plus encore que ne le fait l'urée.

Rapport azoturique : $\dfrac{\text{Azote de l'urée}}{\text{Azote total}}$. — Ce coefficient considéré à juste titre comme un des plus importants donne la mesure des oxydations azotées ; il augmente d'une façon constante et se rapproche de la normale. *Cela montre nettement que la cure de Pougues Saint-Léger augmente les combustions organiques et active la nutrition.*

Si nous résumons rapidement ce qui précède, nous dirons :

Sous l'influence de la cure de Pougues (source Saint-Léger),

1° *Les éléments anormaux de l'urine diminuent ou disparaissent : il en est ainsi pour le* sucre, *l'albumine, l'urobiline, les cristaux d'acide urique et d'oxalate de chaux, etc. ;*

2° *Les éléments normaux augmentent et se rapprochent de la normale (résidus, urée, chlorure de sodium, acide phosphorique, etc.) ;*

3° *Les coefficients augmentent et se rapprochent de la normale (coefficient de déminéralisation, d'oxydation azotée, etc.).*

TROISIÈME PARTIE

Documents cliniques.

Nous ne voulons pas terminer sans ajouter quelques documents cliniques à ces courts aperçus théoriques ; ils viendront appuyer ce que l'expérimentation et le laboratoire nous ont montré. Nous n'avons pas voulu les multiplier outre mesure, ce petit travail n'ayant pas la prétention d'être complet sur Pougues, mais seulement d'exposer les résultats de nos recherches sur quelques points particuliers. C'est en quelque sorte à titre d'exemple que nous y avons ajouté ces quelques faits cliniques.

Obs. I

LITHIASE URINAIRE — URICEMIE — OXALURIE

Mme P..., âgée de 38 ans, a eu depuis longtemps des troubles dyspeptiques atténués aujourd'hui depuis un curettage utérin. Au point de vue urinaire, la 1re crise de colique néphrétique date d'il y a 5 ans et depuis elle en a eu 4 ou 5 : la dernière crise, très douloureuse, remonte à un mois et a duré 15 jours.

A l'arrivée de la malade, l'examen ne révèle rien de spécial ; elle est un peu pâle, fatiguée et d'un embonpoint modéré (voir analyse d'urine).

T. — Eau de Saint-Léger prise progressivement jusqu'à concurrence de 4 verres (800 grammes), dose que la malade ne dépasse pas, malgré notre conseil.
Douches chaudes courtes (30° et 15 sec) d'abord, puis alternative avec deux jets, l'un à 40°, l'autre à 15°.
Alternativement bains de siège chauds à eau courante et bains chauds très courts.

Amélioration rapide ; vers le 12e jour, la constipation s'établit mais cède à des douches ascendantes. La malade quitte Pougues en très bon état, négligeant malgré nos instances, de vérifier son amélioration par une seconde analyse.

Mme P... revient l'année suivante et nous dit que son hiver a été excellent ; pas la moindre crise néphrétique ! aussi trouve-t-elle inutile de faire analyser ses urines. Elle fait une deuxième saison et s'en trouve très bien.

ANALYSE D'URINE

Examen microscopique.	Assez grande quantité d'acide urique et d'oxalate de chaux. Nombreuses cellules épithéliales (urétères et vessie) leucocytes.

Éléments anormaux		
Mucine. . . .	Traces sensibles.
Albumine totale.	Traces très sensibles indosables.
Urobiline.. . .	Traces.
Acide oxalique. .	Grande quantité.
Autres éléments.	O

Éléments normaux.		Chiffres normaux 24 heures	Trouvés le 19 août
Volume..		1^l 100 à 1^l 600	1^l o3o
Acidité en PhO^5..		2^{gr}	3^{gr} 6o
Urée.. . . . . . . : . . .		25^{gr} à 38^{gr}	26 11
Acide urique.		o^{gr} 5o à o^{gr} 70	o 44
Chlorure de sodium. . . .		1o^{gr} à 12^{gr}	7 95
Acide phosphorique. . . .		3^{gr}	1 65

Coefficients rapportés à 100.			Coefficients normaux	
Rapports.	Acide urique à urée	1 8o à 2 5o	1 68
—	Chlorures à urée. .	34	3o 44
—	Phosphates à urée..	9 5o	6 31
—	Acidité à urée. . .	8 à 1o	13 48

RÉSUMÉ

Éléments anormaux	Traces d'albumine (leucocytes). Acide oxalique en grande quantité.

Éléments normaux.	Très faible élimination de phosphates et de chlorures. Urine trop acide.

Dépôt. | Acide urique. Oxalate de chaux. Epithélium. Leucocytes.

Obs. II

CANCER LATENT DE L'ESTOMAC — ETHYLISME — INSUFFISANCE HÉPATIQUE

M. L..., âgé de 41 ans, marchand de vins, sans antécédents héréditaires particuliers, a joui d'une santé excellente jusqu'à 30 ans, malgré de nombreux excès d'alcool. A ce moment, sont apparus des accidents dyspeptiques et enfin depuis 2 ou 3 mois il a rapidement maigri, ses repas sont suivis de douleurs intenses généralement terminées par un vomissement.

A son arrivée à Pougues, le malade qui a perdu plus de 25 kilos vomit après chaque repas et mange à peine, par crainte des souffrances. Son estomac descend à 2 travers de doigt au-dessous de l'ombilic, mais la palpation la plus attentive ne révèle aucune tumeur appréciable. Pas d'œdème des jambes, jamais d'hématémèse ni de méléona, pas de ganglions sus-claviculaires, pas de dégoût spécial de la viande. Le foie est un peu petit, pas d'ascite. En somme, aucun signe, sauf l'amaigrissement, ne permet de diagnostiquer un cancer. Une gastrite éthylique et un foie insuffisant peuvent à la rigueur tout expliquer ; malgré cela nous prescrivons un traitement très léger.

T. — Eau de Saint-Léger, un verre par jour.
   Bain chaud (35°) de 10 minutes de durée, 3 fois par semaine.
   Régime approprié.

Pendant les premiers jours, il se produit une amélioration des symptômes dyspeptiques et les vomissements cessent ; mais ce n'est que passager et la maladie ne tarde pas à reprendre son cours rapide ; les jambes commencent à enfler et le malade vomit de la bile (??) couleur noirâtre (!!). Nous réduisons l'eau à un quart de verre : malgré cela, l'affaiblissement fait des progrès très rapides et nous renvoyons le malade à Paris 12 ou 15 jours après son arrivée.

Le médecin qui nous avait adressé M. L. nous a dit qu'il avait succombé 2 mois après à un cancer de l'estomac.

Cette observation est intéressante en ce qu'elle montre l'action plutôt nuisible de l'eau de Saint-Léger sur le cancer de l'estomac. Peut-être même pourrait-elle, jusqu'à un certain point, servir de pierre de touche dans les cas douteux.

Obs. III

DIABÈTE SUCRÉ ARTHRITIQUE — NUTRITION RETARDANTE — ATONIE
GASTRO-INTESTINALE

M. B..., âgé de 58 ans, ingénieur, ne présente rien de particulier dans ses antécédents. Malgré une vie très agitée, de plaisirs et de travail, il a joui jusqu'à 48 ans d'une santé parfaite et d'une vigueur remarquable. A ce moment, sont apparus quelques symptômes dyspeptiques, des indigestions fréquentes, bien que depuis longtemps le malade mange très peu, n'ayant plus aucun appétit.

A son arrivée à Pougues, M. B... se sent fatigué, nerveux, sans goût pour aucune nourriture; il est et a toujours été maigre. L'examen ne révèle rien qu'un foie un peu gros. Les urines ont déjà été examinées à plusieurs reprises au moment de poussées de furonculose et ne contenaient ni sucre (?) ni albumine (V. analyse).

T. — Eau de Saint-Léger progressivement jusqu'à 1,000 grammes.
    Douches à 30° à faible pression au début, courtes et à forte
       pression à la fin.
    Bains un peu prolongés (40 minutes) à 34°, pendant les
       10 premiers jours.
    Régime approprié.

Amélioration rapide ; l'anorexie disparaît et le malade, si indifférent auparavant, attend impatiemment l'heure des repas où il ne peut se rassasier, au point qu'il en oublie de suivre un régime quelconque. Malgré cela, il va de mieux en mieux à tous les points de vue et quitte Pougues surpris lui-même des heureux effets de sa cure.

ANALYSE D'URINE

	24 juillet 1897	9 août 1897
Examen microscopique.	Rares cellules épithéliales.	Rares cellules épithéliales.

Éléments anormaux		
Mucine. . . .	Petite quantité.	O
Albumine totale.	O	O
Glycose. . . .	8 77 (en 24 h.).	1 91 (en 24 heures).
Urobiline.. . .	Grande quantit.	Assez grande quant.
Autres éléments.	O	O

Éléments normaux.	Normale en 24 h.	24 juillet	9 août
Volume.	1^l 100 à 1^l 160	1^l 350	2^l 130
Résidu sec à 100. . . .	48^{gr} à 52^{gr}	40^{gr} 77	61^{gr} 77
— minéral. . . .	12 à 14	7 42	14 16
— organique. . .	36 à 38	33 35	47 61
Acidité en Pho^5. . . .	2^{gr}	1 60	3 87
Azote total (Az T). . .	13 à 22	9 16	14 57
— de l'urée. . . .	11 66 à 17 70	6 81	10 95
Acide urique.	0 50 à 0 70	0 17	0 51
Chlorure de sodium. . .	10 à 12	6 15	10 20
Acide phosphorique. . .	3^{gr}	1 25	2 14
— sulfurique. . . .	2^{gr} 50	1 45	2 50
Urée.	25 à 38	14 64	23 48

Coefficients.	Coefficients normaux	24 juillet	9 août
Déminéralisation. . . .	30	18	22 9
Rapp. Uurée à extrait sec.	49 4	35	38
— Acide urique à urée	1 80 à 2 50	1 2	2 10
— Chlorures à urée..	34	42	43
— Pho^5 à Az T. . .	15 à 18	13 6	14 7
— — urée. . .	9 50	8 4	9 1
— Acide sulf. à Az T.	15 à 18	15 7	17 20
— — urée. . .	9 50	9 8	10 6
Coefficient d'oxydation. .	80 à 90	74	75

RÉSUMÉ

	24 juillet	9 août
Éléments anormaux	Sucre { 6 50 par litre. / 8 77 en 24 heures. Urobiline grande quantité.	Sucre { 0 90 par litre. / 1 91 en 24 heures. Urobiline assez gr. quant.
Éléments normaux.	Urine trop peu acide. Très faible élimination en général, surtout pour l'acide urique et phosphor. Léger excès des chlorures par rapport à l'urée. Rapp. azoturiq. très faible.	Urine plutôt trop acide. Élimination des 24 h. devenue normale surtout pour l'acide urique. Légère augm. des phosph. par rapport à l'urée. Rapp. chloruriq. reste élevé. Augmentation du rapport azoturique.

Obs. IV

ATONIE GASTRO-INTESTINAL — NUTRITION RETARDANTE — OXALURIE

Mme D..., âgée de 52 ans, a des antécédents héréditaires neuro-arthritiques. Dans ses antécédents personnels, on note une scarlatine grave, une fièvre typhoïde, des névralgies intercostales, des accidents nerveux, des attaques sérieuses d'influenza, des troubles dyspeptiques, de la lienterie, etc. L'hiver qui a précédé sa venue à Pougues elle a eu une grippe à forme gastro-intestinale, de l'empâtement dans la fosse iliaque droite (typhlite probable). La convalescence a été longue et difficile et son médecin l'a envoyée pour achever sa guérison.

A son arrivée à nos sources, Mme D... est encore très souffrante ; insomnie nerveuse; anorexie, dyspepsie gastro-intestinale, entérite muco-membraneuse légère, constipation, fatigue générale. (V. analyse).

T. — Eau de Saint-Léger progressivement jusqu'à 1,200 grammes.
Douches en pluie à 35°, de 1 minute de durée.
Lavage du gros intestin.
Tous les 2 jours bain à 35°, avec injection vaginale à 45° ; durée 20 minutes.
Régime approprié ; infusion chaude après le repas.

Amélioration rapide. L'appétit revient très bon, digestions faciles. Les nuits sont bonnes. Disparition des muco-membranes. Les forces reviennent et la malade quitte Pougues méconnaissable, négligeant, à notre grand regret, de contrôler son amélioration par une seconde analyse d'urine.

ANALYSE D'URINE

Examen microscopique.
- Cristaux d'acide urique.
- Oxalate de chaux.
- Nombreuses cellules épithéliales en fuseau.
- Nombreux leucocytes.

Éléments anormaux
- Mucine. . . . Assez grande quantité.
- Albumine totale. { $0^{gr}055$ millig. par litre. / $0^{gr}048$ millig. en 24 heures. }
- Urobiline.. . . . Traces.
- Acide oxalique. . Assez grande quantité.
- Autres éléments. O.

Éléments normaux.

	Chiffres normaux	le 23 juin
Volume.	$1^l\,100$ à $1^l\,600$	$0^l\,820$
Résidu sec à 100°.	48^{gr} à 52^{gr}	$37^{gr}\,13$
— minéral.	12 à 14	10 82
— organique.	36 à 38	26 31
Acidité (en PhO^5).	2^{gr}	2 02
Azote total (Az T).	13 à 22	12 57
Azote de l'urée (Az U.).	11 66 à 17 70	9 46
Urée.	25 à 38	20 30
Acide urique..	0 50 à 0 70	0 44
Chlorure de sodium.	10 à 12	5 55
Acide phosphorique (PhO^5)..	3^{gr}	1 25
Acide sulfurique.	$2^{gr}\,50$	1 82

Coefficients rapportés à 100

	Coefficients normaux	le 23 juin
Coefficient de déminéralisat..	30	29 14
Rapport. Urée à résidu fixe. .	49 4	54 65
— Azoturique.	80 à 90	75 20
— Acide urique à urée.	1 80 à 2 50	2 16
— Chlorures à urée.	34	27 33
— PhO^5 à Az T..	15 à 18	9 94
— PhO^5 à urée..	9 50	6 15
— Acide sulfur. à AzT.	15 à 18	14 47
— Acide sulfur. à urée.	9 50	8 96

RÉSUMÉ

Éléments anormaux
- Un peu d'albumine, 0,055 p. lit.; 0,048 en 24 h.
- Acide oxalique.

Éléments normaux.
- Rapports : Azoturique ; — Chlorures à urée ; — PhO^5 à urée et à Az T ; — beaucoup trop faibles.
- Rapport ; Urée à résidu fixe trop élevé.

Dépôt.
- Acide urique ; — Oxalate de chaux ; — Leucocytes ; — Cellules épithéliales en fuseau.

Obs. V

HYPOPEPSIE AU Ier DEGRÉ SANS FERMENTATION ACIDE — AZOTURIE

SULFATURIE

Mlle F..., âgée de 26 ans, d'une souche neuro-arthritique, a eu vers l'âge de 15 ans une chlorose accentuée et à partir de 17 ans des accidents intestinaux (coliques, diarrhée, etc.). Vers 22 ans, malgré un appétit excellent, elle a commencé à maigrir (en 6 ans elle a perdu 7 kilos). Troubles dyspeptiques, augmentation de volume des articulations des doigts considérées par son médecin de Paris comme des nodosités de Bouchard, en rapport avec l'état de son tube digestif.

A son arrivée à Pougues, Mlle F..., très maigre, pâle, un peu nerveuse, sans aucun stigmate d'hystérie ni même de neurasthénie, présente des troubles dyspeptiques exagérés par l'alimentation très abondante qu'elle prend pour lutter contre son amaigrissement. (V. analyses du suc gastrique et de l'urine.)

T. — Eau de Saint-Léger progressivement jusqu'à 800 grammes.
Douches en pluie à 38° de 30 secondes.
Irrigations du gros intestin uvec 2^l,500 d'eau minérale boriquée.
Régime alimentaire approprié.

Nous avons cherché en formulant ce traitement à améliorer les fonctions digestives sans trop exciter la nutrition de façon à éviter la perte de poids qui est de règle au cours du traitement. A la fin de sa saison, Mlle F... part très améliorée ; elle a gagné 1^{kg},600 (pesées faites *très rigoureusement*). D'ailleurs, les analyses faites à nouveau contrôlent cette amélioration.

ANALYSE DU SUC GASTRIQUE

Méthode Hayem-Winter; — Extraction au bout d'une heure.

Repas d'épreuve. . . . . . . $\left\{\begin{array}{l}\text{60}^{gr}\text{ de pain blanc rassis.}\\ \text{250}^{cc}\text{ d'eau distillée froide.}\end{array}\right.$

		Analyse du 5 septembre	Analyse du 26 septembre
Caractères physiques		Quantité assez abondante; couleur jaunâtre; pain assez bien digéré; pas d'odeur; filtre assez vite en donnant un liquide jaunâtre et louche.	Quantité moyenne; couleur jaunâtre; pain bien digéré: pas d'odeur; filtre un peu moins vite en donnant un liquide jaunâtre et louche.
Recherche qualitative.	Réaction de Gunzbourg.	Positive.	Positive.
	— du vert brill. .	Vert chou.	Vert.
	— des peptones.	Positive.	Très nette
	— d'Uffelmann. .	Négative.	Négative.
	— des Amylacés.	Achroodextrine	Achroodextrine

			Chiffres normaux	Anal. du 5 sept.	Anal. du 26 sept.
Recherche quantitative	Acidité totale. . A		de 1580 à 28 p. 1000	1572 p. 1000	1578 p. 1000
	Chlore total. . . T		3^{gr} à 3^{gr} 40	3 32	3 68
	— fixe.. . . F		1^{gr} 09	1 42	1 60
	Ac. chlorhyd. libre H		0 25 à 0 50	0 22	0 25
	— combiné C		1 55 à 1 80	1 68	1 83
	Chlorhydrie.. H + C		2 12	1 90	2 08
	Rapport. . . . $\frac{T}{F}$		3	2 33	2 30
	— $\frac{A-H}{C} = \alpha$		0 89	0 89	0 83

CONCLUSIONS

Analyse du 5 septembre. — Les chiffres sont en général inférieurs à la moyenne normale, quelques-uns même sont au-dessous du minimum (A ; — H ; — H + C). Le rapport $\frac{T}{F}$ inférieur à 3 indique une digestion retardée. La valeur α n'étant pas supérieure à 0,89 montre l'absence de fermentations acides.

Diagnostic ; — Hypopepsie du 1er degré, sans fermentations, avec digestion retardée.

Analyse du 26 septembre. — Tous les éléments du suc gastrique ont augmenté ; ceux qui étaient au-dessous de la limite des oscillations normales y sont tous revenus (A ; — H ; — H + C). Le rapport $\frac{T}{F}$ a peu varié, ce qui indique que les chiffres des deux analyses sont bien de la même phase de la digestion ; α reste au-dessous de 0,89, donc pas de fermentations.

ANALYSE D'URINE

	7 septembre	25 septembre
Examen microscopique.	Nombreux cristaux d'acide urique.	Assez nombreux cristaux d'acide urique.
	Cellules épithéliales diverses (vessie surtout).	Cellules épithéliales (vessie).
	Nombreux leucocytes.	Nombreux leucocytes.

		7 septembre	25 septembre
Éléments anormaux.	Mucine.	Quantité sensible	Quantité sensible
	Albumine totale.	Traces indosables	Traces indosables
	Indican.	Traces.	Traces.
	Sucre et autres éléments anormaux.	O.	O.

		Norm. en 24 h.	7 sept.	25 sept.
Éléments normaux.	Volume.	1l 100 à 1l 600	1l 420	2l 80
	Résidu sec à 100°.	48gr à 52gr	718gr 71	75gr 77
	— minéral.	12 à 14	19 31	20 60
	— organique.	36 à 38	52 40	55 17
	Acidité en PhO^5.	2gr	3 83	4 32
	Azote total.	13 à 22	24 79	23 41
	— de l'urée.	11 66 à 17 70	20 59	19
	Urée.	25 à 38	44 14	42 89
	Acide urique.	0 50 à 0 70	0 59	0 77
	Chlorure de sodium.	10 à 12	12 45	14 23
	Acide phosphorique.	3	2 07	3 36
	— sulfurique.	2 50	4 61	4 30

		Coefficients normaux	7 sept.	25 sept.
Coefficients rapportés à 100.	Coeffic. de déminéralis.	30	26 9	27
	Rapp. Urée à extrait sec.	49 4	61	56 6
	— Acide uriq. à urée.	1 80 à 2 50	1 3	1 79
	— Chlorures à urée.	34	28 2	33
	— PhO^5 à urée.	15 à 18	8 3	14 3
	— — Az T.	9 50	4 6	7 8
	— Ac. sulfuriq. à Az T.	15 à 18	18 6	18 3
	— — urée.	9 50	10 4	10
	Coefficient d'oxydation.	80 à 90	83	85 4

RÉSUMÉ

	7 septembre	25 septembre
Éléments anormaux	Traces d'albumine indosables. Indican. Traces.	Traces d'albumine indosables. Indican. Traces.
Éléments normaux.	*Azoturie. Sulfaturie.* Élimination trop faible des chlorures, des phosphates et de l'acide urique.	Les rapports se rapprochent de la normale.
Dépôt.	Acide urique. Épithélium. Leucocytes.	Acide urique. Épithélium. Leucocytes.

Obs. VI

ATONIE GASTRO-INTESTINALE — URICEMIE — OXALURIE

M. E..., âgé de 3i ans, voyageant pour ses affaires, a une mère diabétique. Jusqu'à 27 ans, il a joui d'une santé parfaite. A ce moment sont apparus des troubles dyspeptiques et des accidents nerveux. Depuis 1 an, l'état s'est beaucoup aggravé, constipation opiniâtre, indigestions fréquentes, amaigrissement rapide (plus de 20 livres en 1 an).

A son arrivée, nous l'examinons et ne constatons qu'un peu de matité dans la région splénique. (V. analyse d'urine).

T. — Eau de Saint-Léger jusqu'à 8oo grammes par jour.
Douche froide de 20 secondes de durée et 3 fois par semaine. Bain à 28° de 5 minutes de durée.
Régime approprié.

Amélioration considérable, malgré une constipation difficile à vaincre.

L'année suivante, le malade revient et sa deuxième saison est meilleure encore que la première, car la constipation n'apparaît que dans les derniers jours.

ANALYSE D'URINE

Examen microscopique.	Cristaux d'acide urique et de phosphate bi-calcique. Sphères de carbonate de chaux. Assez nombreux cristaux d'oxalate de chaux. Rares cellules épithéliales.

Éléments anormaux		
Mucine. . . .	Traces sensibles.
Albumine totale.	Traces à peine sensibles.
Urobiline.. . .	Traces.
Acide oxalique. .	Quantité assez grande.
Autres éléments.	O.

		Normale	
Volume.	1^l 100 à 1^l 600	0^l 630
Résidu sec à 100°.	48^{gr} à 52^{gr}	40 95
— minéral..	12 à 14	8 85
— organique. . . .	36 à 38	32 10
Acidité (en Ph O⁵). . . .	2^{gr}	2 16
Azote total (Az T). . . .	13 à 22	13 55
Azote de l'urée (Az U). .	11 66 à 17 70	10 92
Urée.	25 à 38	23 43
Acide urique..	0 50 à 0 70	0 74
Chlorure de sodium. . .	10 à 12	5 34
Acide phosphorique. . .	3^{gr}	1 60
Acide sulfurique. . . .	2^{gr} 50	1 89

		Coefficients normaux	
Coeffic. de déminéralisation .	30	21 61
Rapp. Urée à résidu fixe.. .	49 4	57 21
— Azoturique.	80 à 90	80 59
— Acide urique à urée. .	1 80 à 2 50	3 15
— Chlorures à urée. . .	34	22 79
— Ph O⁵ à Az T. . . .	15 à 18	11 80
— — urée.. .	9 50	6 78
— Acide sulfur. à Az T. .	15 à 18	13 94
— Acide sulfur. à urée. .	9 50	8 06

RÉSUMÉ

Éléments anormaux	Cristaux d'acide urique et d'oxalate de chaux.

Éléments normaux.	Trop faible volume, d'où densité trop élevée et urine trop concentrée. Beaucoup trop d'acide urique par rapport à urée. Très faible élimination de phosphates et de chlorures. Les éléments azotés autres que acide urique sont à peu près normaux. Rapport azoturique suffisant. Le coefficient de déminéralisation, les rapports des phosphates, des sulfates et des chlorures sont très inférieurs à la normale. Le rapport de l'urée au résidu fixe et de l'acide urique à l'urée sont très supérieurs à la normale.

Dépôt.	Divers sels de chaux. Acide urique. Oxalate.

Obs. VII

DIABÈTE SUCRÉ ARTHRITIQUE — PARALYSIE DIABÉTIQUE

M. G..., âgé de 54 ans, agent de change, présente une hérédité neuro-arthritique et s'est aperçu qu'il était diabétique il y a 10 ans, à la suite d'une analyse d'urine. Plusieurs cures à Vichy sont heureuses au point de vue du sucre, mais épuisent le malade qui va à Evian sans grand succès. Malgré toutes ces saisons, il a eu dans ces 5 dernières années 3 poussées de furonculose, et il y a 14 mois, s'est réveillé un matin avec une paralysie du côté droit, jambe et bras, accompagnée de diminution de la sensibilité.

A son arrivée à Pougues, M. G... a encore une parésie du bras droit qui le gêne beaucoup ; légèrement obèse, il a la face très colorée et acnéique. Peu ou pas de polyphagie, polydipsie légère, polyurie. Le foie est un peu gros ; artério-sclérose généralisée. (V. analyses d'urine.)

T. — Eau de Saint-Léger jusqu'à 1,200 grammes par jour.
Tous les 2 jours, douche en pluie à 34° de 50 secondes.
Tous les 2 jours, bain à 34° de 20 minutes de durée.
Régime approprié.

Une amélioration rapide se produit : les forces reviennent, la soif s'apaise, l'appétit augmente, les digestions sont bonnes, un léger amaigrissement se produit, la face est moins rouge et moins boutonneuse, enfin la parésie du bras s'amende d'une façon notable. A son arrivée, il écrivait très difficilement ; à son départ il ne reste qu'à peine une gêne légère. Ayant eu de ses nouvelles 3 mois après, nous avons appris que son état avait continué à s'améliorer.

ANALYSES D'URINE

	30 juillet	13 août
Examen microsco-pique.	Quelques rares cellules épithéliales. Quelques globules gras.	Rares cellules épithéliales.

		30 juillet	13 août
Éléments normaux.	Mucine.	Traces sensibles	O.
	Albumine totale.	0ᵍ07 par litre. 0 17 en 24 heur.	0ᵍ04 par litre. 0 11 en 24 heur.
	Glycose.	2 30 par litre. 5 52 en 24 heur.	0 50 par litre. 1 13 en 24 heur.
	Urobiline.	Petite quantité.	Traces.
	Matières grasses.	Traces.	O.
	Autres éléments.	O.	O.

		Quant. norm. 24 h.	30 juillet	13 août
Éléments anormaux	Volume.	1ˡ100 à 1ˡ600	2ˡ400	2ˡ270
	Résidu sec à 100°.	48ᵍ à 52ᵍ	54ᵍ	36ᵍ32
	— minéral.	12 à 14	15 48	10 21
	— organique.	36 à 38	38 52	26 11
	Acidité (en Ph O⁵).	2	3 96	2 27
	Azote total (Az T).	13 à 22	12 16	7 83
	Azote de l'urée (Az U).	11 66 à 17 70	9 16	6 01
	Urée.	25 à 38	19 70	12 80
	Acide urique.	0 50 à 0 70	0 27	0 36
	Chlorure de sodium.	10 à 12	7 65	5 69
	Acide phosphorique.	3	1 92	1 43
	Acide sulfurique.	2 50	2 76	1 93

Coefficients normaux

Coeffi-cients rapportés à 100.	Coeffic. de déminéralisat.	30	28	30
	Rapp. Urée à résidu fixe.	49 40	41	37
	— Azoturique.	80 à 90	75	76 80
	— Acide uriq. à urée	1 80 à 2 50	1 30	2 80
	— Chlorures à urée.	34	38	44
	— Ph O⁵ à Az T.	15 à 18	15 80	18 20
	— Ph O⁵ à urée.	9 50	9 70	11
	— SO³ HO à Az T.	15 à 18	23	24
	— SO³ HO à urée.	9 50	14	15

RÉSUMÉ

	30 juillet	13 août

Éléments anormaux
- Albumine : 0ᵍ07 par litre. — 0ᵍ04 par litre.
- 0 17 en 24 h. — 0 11 en 24 h.
- Sucre.. : 2 30 par litre. — 0 50 par litre.
- 5 52 en 24 h. — 1 13 en 24 h.
- Urobiline. Petite quantité. — traces.

Éléments normaux.

Volume trop considérable. Acidité beaucoup trop considérable. La faible proportion d'urée fait que les rapports des chlorures et des sulfates à l'urée sont trop forts bien que cet élément soit lui-même en trop petite quantité. Le rapport azoturique est trop faible. Déminéralisation des sulfates.

Volume un peu moins considérable. Acidité très diminuée presque normale. Les rapports *azoturique* de déminéralisation, d'acide urique à urée, de phosphate à azote total et à urée *sont meilleurs*. D'une façon générale l'urine contient moins de principe dissous qu'à l'arrivée. Grande amélioration au point de vue *sucre, albumine, urobiline*, etc. L'élimination des sulfates, d'abord supérieure à la normale, est maintenant sensiblement inférieure.

Obs. VIII

LITHIASE BILIAIRE — ATONIE INTESTINALE

Mᵐᵉ B..., âgée de 56 ans, souffre depuis 20 ans de coliques hépatiques qui la torturent trois ou quatre fois par an. Une crise plus douloureuse que les autres la décide à venir à Pougues.

A son arrivée, Mᵐᵉ B... est encore très fatiguée et

marche difficilement étant légèrement obèse ; constipation opiniâtre ; digestions souvent un peu difficiles.

T. — Eau de Saint-Léger jusqu'à 1.200 grammes par jour.
Douches à 28° de 20 secondes de durée.
Régime approprié.

Le 8ᵉ et le 9ᵉ jour crise très légère de colique hépatique revenant à la même heure, et durant la 1ʳᵉ vingt minutes, la 2ᵉ un quart d'heure (les moindres persistaient habituellement 3 ou 4 heures) ; les douleurs sont très tolérables. La fin de la saison s'accomplit dans de très bonnes conditions.

La malade revient l'année suivante ; elle n'a pas eu une seule crise de tout l'hiver et s'est portée parfaitement bien ; elle fait une nouvelle cure sans avoir de colique. Nous avons appris qu'elle avait encore passé un excellent hiver sans avoir d'accidents.

Obs. IX

GRAVELLE URIQUE ET OXALIQUE — DYSPEPSIE ASTHÉNIQUE

CORPS FIBREUX UTÉRIN

Mᵐᵉ B..., 56 ans, un peu obèse, a joui d'une bonne santé jusqu'à 48 ans, sauf une fièvre typhoïde à 18 ans, et il y a 12 ans, des accidents péritonéaux en rapport avec un fibrome utérin, accidents qui se sont calmés à la suite de la ménopause. Depuis ce temps elle se plaint de troubles dyspeptiques, de bouffées de chaleur accompagnées de sudation abondante.

A son arrivée nous constatons chez Mᵐᵉ B... un peu de nervosisme ; l'examen ne nous révèle rien de particulier ; le fibrome n'est pas accessible à la palpation simple ; en interrogeant la malade elle nous dit qu'elle est sujette

à des débâcles uriques accompagnées de lumbago (?)· Ce
sont vraisemblablement des coliques néphrétiques frustes
(V. analyse).

T. — Eau de Saint-Léger jusqu'à 1 litre.
   Douches à 30° de 15 secondes ; — Bains à 34° de 20 minutes
      avec irrigation vaginale à 45°.
   Régime approprié.

Amélioration rapide et la malade quitte Pougues bien
mieux. Elle passe un excellent hiver et revient l'année
suivante faire une nouvelle saison dont elle se trouve
mieux encore que l'année précédente. Les analyses d'urine
d'ailleurs montrent que l'amélioration s'est maintenue d'une
année à l'autre.

Obs. X

ENTÉRITE MUCO-MEMBRANEUSE — ENTÉROPTOSE

Mme M..., âgée de 36 ans, a des antécédents héréditaires
de neuro-arthritisme ; elle a toujours eu de la constipation opiniâtre, du nervosisme ; atteinte d'entéroptose elle
porte une ceinture de Glénard. Vers septembre 1895, elle
vit tous ces symptômes s'accentuer ; constipation presque
absolue ; débâcles de pseudo-diarrhée avec des muco-
membranes et des scybales. L'affaiblissement fit des progrès d'autant plus rapides, que toute alimentation provo-
quait des douleurs intolérables.

A son arrivée à Pougues, Mme M... est dans un état
d'épuisement effrayant ; depuis 8 mois elle ne vit que de
lait et se tient à peine debout ; son nervosisme est ex-
trême. L'examen révèle une grande laxité de la paroi abdo-
minale, les reins, le foie et l'estomac sont en place ; le

périnée est déchiré, et l'utérus très congestionné est un peu prolabé.

T. — Eau de Saint-Léger jusqu'à 1,200 grammes par jour.
Douches froides de 20 secondes.
Lavages intestinaux à l'eau minérale (jusqu'à 4 litres).

Le mieux se fait rapidement sentir et la malade quitte Pougues presque ressuscitée, mangeant, marchant et vivant à peu près comme tout le monde.

Elle revient l'année suivante ; son état s'est maintenu bon pendant tout l'hiver. Une nouvelle saison achève de la guérir et elle quitte la station n'ayant plus que très peu de muco-membranes et jouissant d'une santé relativement parfaite.

Analyses des { 27 août et 16 septemb. 1896
28 juillet et 23 août 1897 }

Examen microscopique

	1896		1897	
	27 août	**16 septembre**	**28 juillet**	**23 août**
	Nombreux cristaux d'ac. uriq. Assez nombreux cristaux d'oxalate de chaux. Assez nombreuses cellul. épithéliales. Leucocytes en petite quantité.	Pas d'acide urique. Pas d'oxalate de chaux. Assez nombreuses cellules épithéliales. Quelques leucocytes.	Nombreux gros cristaux d'acide uriq.; grande quantité de très petits cristaux d'ac. uriq. en formation. Oxalate de chaux en petite quantité. Assez nombreuses cellules épith. Leucocytes en petite quantité.	Cristaux d'acide uriq. Très rares cristaux d'oxalate de chaux. Assez nombreuses cellules épithéliales. Rares leucocytes.

Éléments anormaux

	1896		1897	
	27 août	**16 septembre**	**28 juillet**	**23 août**
Mucine	Quantité sensible	Traces	Traces	Traces
Albumine totale	Trac. sensibles indosabl.	Traces peu sensibles	Traces indosables	Traces à peine sensibles
Urobiline	Assez grande quantité	O	Traces	Traces
Acide oxalique	Assez grande quantité	O	Petite quantité	O
Glycose et autres éléments	O	O	O	O

Éléments normaux

	Quantité normale des 24 heures	1896		1897	
		27 août	**16 septemb.**	**28 juillet**	**23 août**
Volume	de $1^l 100$ à $1^l 600$	$1^l 200$	$1^l 860$	$1^l 200$	$1^l 450$
Résidu sec à 100°	48^{gr} à 52^{gr}	$43^{gr}44$	»	$68^{gr}40$	$69^{gr}74$
— minéral	12 à 14	10 92	»	16 20	19 86
— organique	36 à 38	32 52	»	52 20	49 88
Acidité en PhO^5	2^{gr}	2 52	$2^{gr}92$	4 92	4 64
Azote total (Az T)	13 à 22	13 50	»	21 99	20 38
Azote de l'urée (Az U)	11 66 à 17 70	10 02	»	17 10	16 70
Urée	25 à 38	22 80	23 06	36 92	35 82
Acide urique	0 50 à 0 70	0 50	0 35	0 75	0 78
Chlorure de sodium	10 à 12	5 96	8 06	9 40	11 19
Acide phosphorique (PhO^5)	3	1 73	2 06	3 15	3 05

	Coefficients normaux	1896		1897	
		27 août	**16 septemb.**	**28 juillet**	**23 août**
Coeff. de déminéralisation	30	25^{gr}	»	$23^{gr}6$	$28^{gr}4$
— d'oxydation $\dfrac{Az\ U}{Az\ T}$	de 80 à 90	78 6	»	78	81 9
Rapport : urée à résidu fixe	49 4	52 48	»	53 9	51
— acide urique à urée	$1^{gr}80$ à 2 50	2 20	$1^{gr}50$	1 9	2 1
— chlorures à urée	34 à 40	26 14	34 90	25 4	31 2
— PhO^5 à Az T	15 à 18	12 81	»	14	15
— PhO^5 à urée	9 50	7 50	8 9	8 5	8 5
— acide sulfurique à Az T	15 à 18	14 3	»	17	17
— acide sulfurique à urée	9 50	8 5	»	10	9 6
— acidité à urée	8 à 10	11 05	12 66	13	13

RÉSUMÉ

	1896		1897	
	27 août	**16 septembre**	**28 juillet**	**23 août**
Éléments anormaux	Urobiline. Acide oxalique.	Pas d'urobiline. Pas d'acide oxalique.	Acide oxalique en petite quantité.	Pas d'acide oxalique.
Éléments normaux	Trop peu d'urée. Elimination trop faible des chlorures et de PhO^5; rapport azoturique trop faible. Acidité trop grande. Déminéralisation trop faible.	Les rapports des chlorures et des phosphates se rapprochent de la normale. Augmentation de l'urée.	Urine beaucoup trop acide. Coeff. de déminéralisation trop faible, surtout pour les chlorures et les phosphates. Rapport azoturique trop faible.	Urine moins acide. Augmentation très remarq. des chlorures, des phosphates, de l'urée qui, *de très inférieurs* à l'arrivée la 1re année, ont continué à *s'améliorer pendant les 2 saisons* et sont devenus *normaux*. Le rapport azoturique est devenu normal et en général tous les coeff. se rapprochent de la normale.
Dépôt	Acide urique, oxalate de chaux. Epithélium.	Epithélium.	Grande quantité acide urique. Oxalate chaux. Epithélium.	Un peu d'acide urique.

CONCLUSIONS

Des données expérimentales exposées plus haut et controlées par la clinique, on peut tirer les conclusions suivantes :

L'eau de Pougues (source Saint-Léger), lorsqu'elle est prise à la source, a une efficacité remarquable dans les dyspepsies gastro-intestinales.

La *dyspepsie hyposthénique,* avec anorexie, ballonnement, somnolence, douleurs et vomissement survenant peu après les repas, etc..., est celle pour laquelle la cure de Pougues est spécialement indiquée.

La dyspepsie hypersthénique, avec douleurs et vomissements brûlants survenant assez longtemps après les repas, etc..., peut également être améliorée à Pougues mais dans ces cas, l'eau de Saint-Léger n'est qu'une indication de second ordre.

L'observation clinique nous apprend que la cure de Pougues est formellement contre-indiquée dans le cancer de l'estomac.

Enfin toutes les entérites chroniques non bacillaires, dont on sait les rapports avec les maladies de l'estomac, se trouvent bien de la cure de Pougues, surtout celles s'accompagnant de diarrhée. Cependant la constipation n'est pas une contre-indication, puisque l'entérite muco-membraneuse est très améliorée par nos eaux.

L'étude des effets de la cure sur la nutrition, nous montre que les *oxydations sont augmentées,* d'où *l'indication générale dans les maladies par ralentissement de la nutrition (goutte, gravelle, diabète, obésité, etc...)* En outre, la cure a une action régulatrice sur les éliminations azotées et phosphorées(1) sans jamais produire l'*azoturie* ou la *phosphaturie,* comme on peut le reprocher, à certaines cures alcalines intensives. De là, nous déduirons que Pougues est spécialement recommandable chez les *affaiblis,* les *débilités,* qu'ils soient des enfants, des convalescents ou des vieillards ; que l'eau de Saint-Léger les tonifie, tandis que d'autres alcalines, fortes, les débilitent, les cachectisent presque.

Si nous descendons dans les faits particuliers, nous dirons que Pougues est indiqué chez les *goutteux,* les *diabétiques,* les *obèses,* chez ceux qui ont de la *gravelle urique, oxalique* ou *phosphatique,* de l'*infection* légère des *voies urinaires* avec un peu d'*albumine,* de *leucocytes,* de *mucus* et même quelquefois de *pus.* Les *maladies du foie* se traduisant par la présence d'*urobiline* dans les urines, la *lithiase biliaire* sont améliorées par le traitement de Pougues.

Nous nous bornerons à ces données générales qui découlent de l'action des eaux de Pougues (source Saint-Léger) sur le *chimisme gastrique* et sur la *nutrition* ; nous n'avons pas cité intentionnellement d'autres indications telles que la *chlorose,* l'*impaludisme,* les *métrites,* etc... parce que ces indications réelles d'ailleurs ne ressortent pas des expériences exposées plus haut et que notre but n'est pas ici de poser *toutes les indications* de Pougues, mais seulement celles qui résultent des faits que nous avons scientifiquement constatés.

Pour la commodité nous avons résumé dans le tableau suivant les indications thérapeutiques qui résultent de nos recherches.

---

(1) L'urée augmente dans 55 *pour 100* des cas et se rapproche de la normale dans 85 *pour 100.* L'acide phosphorique augmente dans *66,7 pour 100* des cas et se rapproche de la normale dans *83,4 pour 100.*

1° *Indications générales.*

Maladies par ralentissement de la nutrition.

Indication alcaline chez les debilités. — L'eau de Saint-Léger est l'eau minérale alcaline des enfants, des convalescents, des vieillards.

2° *Indications particulières.*

A. Tube digestif — DYSPEPSIE HYPOSTHENIQUE — Dyspepsie hyperstenique (indication secondaire). Dyspepsies gastro-intestinales — Enterites chroniques non bacillaires. Enterite muco-membraneuse.

B. Voies urinaires — Lithiase rénale (*urique*, *oxalique*, phosphatique). Infection légère des voies urinaires (Cystites, pyelo-néphrites légères etc.).

C. Foie — *Coliques hépatiques* — Urobilinurie.

D. Maladies générales — *Goute, diabète, obèsité.*

A ce tableau on peut ajouter certaines indications très réelles bien que ne découlant pas de nos travaux.

Chlorose, Impaludisme, métrite et congestions pelviennes chez la femme etc.

CHARTRES. — IMPRIMERIE DURAND, RUE FULBERT.

TABLE

CHARTRES. — IMPRIMERIE DURAND, RUE FULBERT.

www.ingramcontent.com/pod-product-compliance
Ingram Content Group UK Ltd.
Pitfield, Milton Keynes, MK11 3LW, UK
UKHW022213070726
13613UKWH00004B/1638